AF363654

ÉPIZOOTIES DANS LA GIRONDE

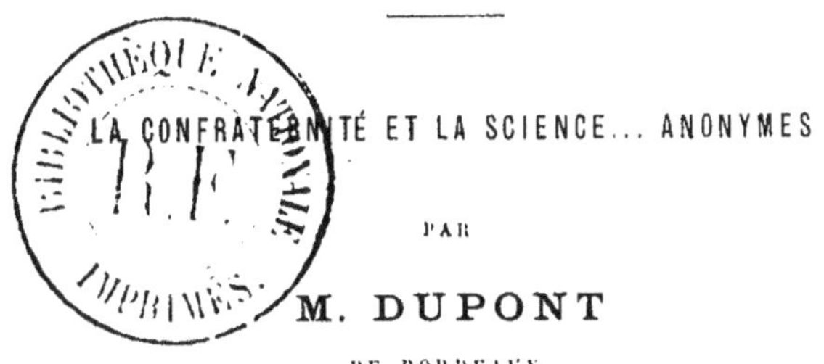

LA CONFRATERNITÉ ET LA SCIENCE... ANONYMES

PAR

M. DUPONT

DE BORDEAUX

Le 19 juillet 1878, il se déclarait dans le marais de Saint-Vincent de Paul une enzootie de fièvre charbonneuse. Presque tous les ans le même accident se produit, et l'administration intervient pour faire évacuer le marais.

La situation topographique de ce vaste communal, indivis entre sept communes qui l'entourent, le dispose particulièrement pour être le théâtre, pendant les mois caniculaires, des grandes mortalités de bétail. Il est en effet placé dans la partie la plus inférieure du bassin de la Dordogne, dont il n'est éloigné, dans certains points, que d'un kilomètre. Les terres qui le séparent du fleuve, protégées par des digues et surélevées par le colmatage, sont occupées par des vignes ou des terres à céréales d'une fertilité considérable. Le régime et la valeur de ces terres a contribué à isoler le marais de Saint-Vincent de la Dordogne, dont il recevait autrefois les marées. L'absence ou la mauvaise administration du syndicat y a contribué plus puissamment encore. Les fossés de communication, n'ayant pas été récurés, ont été obstrués par l'accumulation successive des vases. Le marais ne reçoit plus aujourd'hui, pour suffire aux besoins des bestiaux qui y pacagent toute l'année, que des eaux pluviales, et peut-être exceptionnellement, une fois par chaque grande marée de l'hiver, un peu d'eau de la Dordogne.

Pour donner à ce marais toute sa valeur comme pâturage

commun, il faudrait enlever le dépôt vaseux qui aujourd'hui ferme l'entrée des eaux du fleuve et ne plus le laisser se reconstituer. A ce prix le pâturage serait excellent et fort salubre. On pourrait élever le prix d'entrée et de séjour du bétail, créer un revenu qui permettrait d'assainir le pays, et tirer un plus grand parti de la fertilité des terres qui le touchent. Mais la dépense est devenue presque impossible pour les communes. Il ne reste plus à l'administration qu'à faire cette dépense elle-même, sauf à retrouver ses avances de fonds dans le bénéfice de la plus-value que cette opération donnera à la terre, soit à poursuivre l'exécution de la loi sur l'amodiation des communaux insalubres.

Le 19 juillet, le garde du marais annonce à l'adjoint de Saint-Vincent que le charbon a éclaté dans le marais et qu'il y a déterminé rapidement la mort de quelques têtes de bétail. L'une des victimes était la propriété du vétérinaire d'Ambarès, qui avait fixé le garde sur la nature du mal. Le lendemain et les jours suivants, jusqu'au 24, la même maladie fait chaque jour plusieurs nouvelles victimes. Ce jour-là, vers quatre heures de l'après-midi, M. Durand, jeune vétérinaire à Saint-André de Cubzac, se présente à l'entrée du marais, accompagné d'un équarrisseur avec ses charrettes, pour enlever les cadavres et les mourants, sous prétexte de faire des autopsies. La distance qui sépare le marais de Saint-André de Cubzac est de cinq à six kilomètres. Le garde constate que M. Durand n'a aucune mission officielle; il refuse l'entrée du marais. Enfin, l'adjoint de la commune de Saint-Vincent est forcé d'intervenir pour mettre fin à un débat irritant dans lequel ce vétérinaire a menacé plusieurs fois de sa plume et l'administration et ses agents.

Pendant ce court espace de temps, M. le maire de Saint-Vincent avertissait la préfecture de l'apparition du charbon. L'inspecteur des épizooties, qui depuis trente ans a constaté les manifestations de la même enzootie dans ce communal, conseille l'évacuation immédiate du pacage. Il transmet l'ordre au vétérinaire chargé de la surveillance de ce canton, de se transporter d'urgence dans le marais de Saint-Vincent et d'indiquer les moyens de conjurer la gravité du fléau. Il y avait dans ce moment plus de 150 animaux au pâturage. L'honorable confrère, M. Bardeau, visite le marais le 25 juillet. Il constate la nature charbonneuse de la maladie et recommande l'évacuation immédiate. L'arrêté est affiché. Chaque propriétaire vient chercher son bétail sans retard; car l'expérience a appris aux tributaires de ce pacage pour leurs bestiaux, que le meilleur moyen de les sauver, c'était de les enlever du milieu paludéen dans lequel le charbon avait frappé. Cinq jours après la publication de l'arrêté, il ne restait dans le marais que neuf animaux, et le dixième, il ne restait qu'un cheval sans aucune valeur.

Dans cet historique sommaire il faut faire entrer maintenant un incident majeur. Le 27 juillet, c'est-à-dire trois jours après l'échec des prétentions nécropsiques de M. Durand jeune, il parut dans un journal politique de Bordeaux un article anonyme dans lequel on critiquait vivement la mesure de l'évacuation, prise, disait-on, avant la constatation officielle de la nature du mal. On faisait un tableau effrayant du péril que présentait cette mesure au point de vue de la propagation de l'enzootie, de la consommation de viandes altérées. On ajoutait que la séquestration était le seul moyen efficace à mettre en pratique en pareille occasion.

M. le maire de Saint-Vincent, heureux du résultat que donnait la mesure qu'il avait prise, a gardé le silence, et personne n'a relevé dans le journal politique les erreurs scientifiques et l'ignorance de son correspondant.

Mais la *Revue agricole et vinicole du sud-ouest* ayant reproduit l'article en ajoutant une note de plus à l'émotion publique, j'ai cru devoir réfuter la partie scientifique de l'œuvre dans les termes suivants :

Réfutation de l'article **ÉPIZOOTIES** dans la *Gironde* (*Revue*, août).

« Vous avez publié dans le dernier numéro de votre *Revue agricole* un article extrait d'un journal politique de notre ville, dans lequel, à propos de l'évacuation du marais de Saint-Vincent de Paul, on cherche à effrayer les populations sur les conséquences de cette mesure. L'article, anonyme, renferme au point de vue scientifique de si grandes hérésies, il accuse une si complète ignorance de la législation sur les maladies contagieuses et sur les mesures de police sanitaire qui doivent leur être appliquées, il pourrait causer un préjudice si notable à la fortune et à l'hygiène publiques, qu'il est de mon devoir de le réfuter et d'en démontrer les erreurs.

» On dit dans cet article, intitulé *Épizooties dans la Gironde :*

» 1° *Que l'évacuation des animaux qui se trouvent sur le marais de Montferrand* (où le charbon vient d'éclater) *pourrait avoir pour conséquences : A. d'étendre le foyer de la contagion ; B. d'infecter les étables et les marchés ; C. de provoquer des maladies graves en exposant les populations à manger de la viande d'animaux atteints de l'affection.*

» 2° *Que les mesures de la déclaration, de l'isolement, de la séquestration étaient les seules mesures à appliquer pour éviter tous les périls attachés à l'évacuation.*

» Pour résoudre la première question, je suis forcé d'entrer dans le domaine technique.

» La nature des maladies contagieuses est assez variée. On les distingue en :

» 1° Maladies contagieuses à virus fixe : les virus qui les caractérisent se conservent avec leurs aptitudes de contagion dans les solides, les liquides ou les sécrétions de l'animal, pendant toute la durée du mal.

» 2° Les maladies contagieuses à virus volatil, dont le principe contagifère peut être porté au loin par les grands courants atmosphériques.

» 3° Les maladies contagieuses d'essence paludéenne ou miasmatique. Celles-ci ne peuvent se contracter que par l'introduction dans l'organisme de l'animal de l'élément gazeux, de l'effluve spécial qui les produit. On les observe de préférence dans les marais, pendant les jours ou les mois les plus chauds ; lorsque le régime des eaux de ces marais expose les animaux qui y pacagent à ne pouvoir satisfaire leur soif. Il arrive alors que ces bestiaux pénètrent dans les abreuvoirs ou dans les fossés remplis de vase à demi solide, les piétinent, en font dégager l'effluve mortel qu'ils respirent ou qu'ils ingurgitent avec quelques gorgées d'eau vaseuse, profondément altérée.

» On trouve parmi ces maladies les différentes formes de charbon et notamment la maladie actuelle du marais de Montferrand, la fièvre charbonneuse. Celle-ci se distingue des autres formes du charbon par la grande rapidité de sa marche, par l'absence de toute tumeur extérieure et par une contagiosité très-limitée et tardive.

» J'abrége les détails scientifiques pour arriver à préciser les mesures que la police sanitaire et la législation prescrivent pour empêcher le développement ou la propagation de ces maladies variées.

» A la première catégorie de ces affections *à virus fixe*, parmi lesquelles figurent la morve, le farcin, la péripneumonie, la clavelée, etc., la police sanitaire indique l'application de la séquestration, de l'isolement pendant toute la durée du mal, parce que leur virus peut se déposer matériellement partout et semer ainsi la contagion.

» A la seconde catégorie, les affections *à virus volatil*, parmi lesquelles on trouve surtout le typhus contagieux des bêtes bovines, la police sanitaire indique l'application de l'assommement en masse du bétail, dans la région envahie.

» Enfin, à la troisième catégorie, les affections *à essence paludéenne, miasmatique*, la police sanitaire, la science et le bon sens indiquent l'application du changement de lieu. Il importe de soustraire les animaux au milieu dans lequel ces maladies se développent. Fuir la cause, voilà le remède. Il est simple, et telle est son efficacité pratique, proclamée par tous et incontestée, qu'on peut être légitimement surpris de voir la mesure de l'évacuation d'un pâturage commun critiquée par un vétérinaire.

» Votre correspondant, et celui de la *Gironde*, ajoute : *L'évacuation aura pour conséquences : A. D'étendre le foyer de la contagion.*

» Non. En voici les raisons : d'abord la fièvre charbonneuse signalée dans le marais de Montferrand a une marche extrêmement rapide. Tout animal qui a respiré l'effluve virulente accuse immédiatement un malaise réel. Il s'éloigne en titubant du fossé où il a piétiné les vases miasmatiques, fait quelques pas pendant cinq ou six minutes, et tombe sur place. Il ne peut plus se relever, il se météorise légèrement et il meurt. Quand on a observé avec intelligence cette maladie, on demeure convaincu qu'elle est essentiellement individuelle. Tant que le bétail séjourne dans le centre du marais, qu'il n'entre pas dans les fossés où il n'y a plus que de la vase en pleine fermentation, à peine recouverte d'une mince couche liquide d'une couleur suspecte, il n'y a point de malades ni de morts. Il arrive souvent qu'il meurt pendant la nuit, sur plusieurs points du pâturage, des animaux qui n'étaient pas malades à l'inspection du soir.

Leur enfouissement ne peut avoir lieu que pendant la journée. Le grand troupeau passe et repasse non loin de ces cadavres sans qu'il y ait manifestation de contagion, ni plus de malades, ni plus de morts. Quand les hommes qui surveillent le marais voient un animal piétiner les vases pour chercher à se désaltérer, ils disent : Il sera mort aujourd'hui. Ils ne se trompent jamais.

» A l'autopsie, lorsqu'elle est pratiquée dans les premières heures qui suivent la mort, on ne trouve que des lésions, imperceptibles presque, dans la séreuse du cœur. Les tissus, la viande, conservent pendant plusieurs heures les caractères physiologiques d'un animal abattu en bonne santé. Ce n'est que plus tard, quinze heures après la mort, qu'on retrouve dans ces cadavres les signes histologiques des maladies charbonneuses et leur virulence.

» B. *D'infecter les étables et les marchés.*

» Cela est matériellement impossible et accuse l'ignorance absolue de la manière dont débute l'affection, de sa cause spécifique et de la marche rapide qu'elle suit. J'ai fait faire une enquête, en 1875, dans les douze communes tributaires du marais de Montferrand pour son pâturage, à la suite de l'application de la mesure d'évacuation nécessitée par la manifestation du charbon. Un vétérinaire, dont j'ai oublié le nom, avait formulé, dans une lettre contre cette mesure, les mêmes arguments, le même blâme, les mêmes moyens de préservation qu'on trouve dans l'article auquel je réponds. Je voulus savoir alors combien d'animaux évacués du marais étaient morts de l'enzootie depuis le mois de juillet jusqu'au 1er septembre, époque où la mesure d'interdiction du marais cessa. L'enquête faite par les maires et la gendarmerie fut très-explicite. Il n'y eut dans ces douze communes ni mort ni contagion. J'étais certain du résultat, parce que l'étude sur place de la fièvre charbonneuse dans le marais m'a appris qu'aussitôt que l'effluve a été respiré par l'animal, il ne tarde pas à s'isoler du grand troupeau, à tomber sur place, où il meurt dans quelques heures, sans pouvoir quitter l'enceinte du pâturage. Donc l'infection des étables et des marchés est impossible.

» C. *De provoquer des maladies graves en exposant les populations à manger de la viande d'animaux atteints de l'affection.*

» L'auteur de l'article a voulu compléter l'effet de sa critique et dramatiser la situation en faisant miroiter ce nouveau péril. C'était peine perdue. Il n'est pas absolument démontré que la viande des animaux morts de la fièvre charbonneuse soit dangereuse lorsqu², fraîche et ne présentant aucun des signes nécropsiques qui lui sont propres, elle a subi les préparations culinaires ordinaires. J'ai de nombreuses preuves de ce fait, et si ma réponse n'était déjà longue, j'en produirais d'authentiques. Les équarrisseurs du pays qui venaient faire autrefois leurs provisions d'animaux mourants ou morts qui n'avaient pu être encore enfouis dans le marais qui nous occupe, pourraient témoigner de l'innocuité de cette nature de viande, car ils ont vendu plus d'une fois cette exécrable marchandise pour la consommation. Les gardes du marais prétendaient que ce trafic était autorisé par un vétérinaire. Celui-ci devait donc partager l'opinion des hommes qui croient à l'innocuité de ces viandes, ou bien...

» Il ne me reste plus qu'à examiner la valeur *des mesures proposées à la place de l'évacuation, préférables à celle-ci*, afin d'éteindre rapidement le fléau.

» L'auteur de l'article dit :

» *Que les mesures de la déclaration, de l'isolement, de la séquestration étaient les seules mesures à appliquer pour éviter tous les périls attachés à l'évacuation.*

» Les conséquences de la séquestration consistent à empêcher tout contact des animaux malades avec les animaux du dehors. Appliquée au bétail qui se trouvait dans le marais de Montferrand, au moment où l'épizootie a éclaté, elle condamnait 200 animaux à rester dans un milieu fatal où l'élément toxique est produit sans interruption, à en subir toutes les influences sans qu'il fût possible à l'administration de changer le régime du marais et d'éloigner ou d'atténuer les causes génératrices du mal. Or le résultat final de cette immobilité serait la mort successive du troupeau tout entier.

» Pour remédier aux vices qui rendent ce marais si funeste pendant les mois de juillet et d'août, il faudrait opérer le curage de tous les fossés à vieux bords et à vieille sole, et pouvoir y introduire à toutes les marées, si possible, l'eau courante et fraîche de la Dordogne. Ceci n'est pas l'œuvre de quelques heures !

» Donc la séquestration serait plus fatale que l'enzootie, et l'auteur de l'article a fait une mauvaise action en cherchant à détourner l'administration de la voie sage et prudente dans laquelle elle marche.

» Mais dans les conditions du marais de Montferrand, la mesure de la séquestration ne serait ni légale ni possible. Étant donnée la nature miasmatique, paludéenne de l'affection, aucun pouvoir ne peut empêcher le propriétaire de l'animal de le tirer du marais, s'il n'est pas reconnu malade. Dans l'espèce il n'y a pas d'animaux suspects. L'autorité qui refuserait l'autorisation d'enlever le bétail assumerait une grande responsabilité pécuniaire.

» J'ajoute qu'elle serait plus coupable encore si, instruite par des conseillers compétents, elle hésitait à faire connaître aux éleveurs qui ont des animaux dans le marais, qu'il s'y est manifesté une maladie rapidement mortelle.

» A quelque point de vue qu'on envisage la séquestration dans les conditions analogues à celles du marais de Montferrand, on ne peut que répéter : qu'en matière de législation, d'hygiène, de police sanitaire modernes, l'auteur est fort en retard, puisqu'il en est resté aux décrets de 1714!

» Je finis. J'ai parlé d'une enquête faite en 1875 pour prouver l'inanité du péril de l'évacuation. Conseillée le 5 juillet au maire de Saint-Vincent, elle ne fut réglée par arrêté que le 20 juillet. Dans l'espace de quinze jours, l'enzootie avait fait mourir plusieurs têtes de bétail. Il est vrai que pendant ces quinze jours, un vétérinaire faisait une autopsie tous les trois jours, sans réussir à trouver la nature du mal.

» Il y a peut-être une conclusion et une moralité à tirer de ce débat. La première, c'est que le maire de Saint-Vincent, sûrement informé que la fièvre charbonneuse avait éclaté le 19 juillet dans le marais de Saint-Vincent, qu'elle y avait fait jusqu'au 24 plusieurs victimes, a fait ce qu'il devait en faisant évacuer le marais. La seconde, c'est qu'il vaudrait mieux se taire que de parler des choses qu'on ne sait pas. »

La question soulevée par cet article, sot et méchant, au point de vue de la confraternité, présente un certain intérêt. L'auteur a voulu dissimuler sa personnalité et nuire aux confrères chargés par l'administration du service des épizooties. Le journalisme politique militant accueille toujours avec empressement des articles pseudo-scientifiques, lorsqu'ils renferment des attaques soit contre un ennemi politique, soit contre un maire de l'ordre moral, soit contre l'administration supérieure, si lente quelquefois, à leur gré, à purifier ses bureaux d'un personnel peu sympathique. L'anonyme, si justement flétri en pareille circonstance, ajoute à l'autorité de l'accusation publiée par le journal, parce que le journal est tenu de tout savoir et de tout dire, en gardant pour lui à quelle source il puise ses informations.

Le but a-t-il été atteint? Hélas! non. Cela arrive toujours ainsi. La passion et la haine sont mauvaises conseillères. Le vétérinaire qui n'a pas hésité à donner ce spectacle de vouloir enlever de son autorité personnelle des cadavres morts du charbon, pour les transporter sur des charrettes à 6 kilomètres de là, sous prétexte de faire des autopsies; qui n'a cédé que devant l'énergique autorité de l'adjoint de la commune; qui a décrié l'administration et ses agents en la menaçant de la férule de la presse; ce vétérinaire a absolument manqué de confraternité et de sagesse! Puisse cela lui servir de leçon. Amen!

Quant à l'enzootie, elle n'a fait que très-peu de victimes pendant l'évacuation, parce que celle-ci a été très-rapide, et aucun des animaux évacués, dans les sept communes principales tributaires de ce pâturage, n'est mort de la fièvre charbonneuse.

On ne saurait trop signaler des résultats ainsi obtenus et recommander l'emploi de la même mesure dans des conditions similaires.